Td 53

86

COUP-D'OEIL

PHYSIOLOGIQUE

SUR LA FOLIE,

O U

Réflexions et Recherches analytiques sur les causes qui disposent à cette maladie, et sur celles qui lui donnent lieu et qui l'entretiennent ; suivies des diverses méthodes qu'il faut employer dans son traitement en raison de ces causes. Ce sujet est traité sous des points de vue nouveaux : c'est une exposition succincte de faits déjà connus, et de faits découverts depuis peu sur les cadavres, particulièrement dans les viscères du ventre, où l'on trouve les causes essentielles de cette maladie :

Par P. A. PROST,

Docteur en Médecine, de la Société de Médecine de Paris, de celles de Médecine et d'Agriculture de Lyon, ancien Chirurgien de l'Hôtel-Dieu de cette ville, et ancien Chirurgien en chef de plusieurs Hôpitaux et Régimens, etc.

A PARIS,

Chez Demonville , Imprimeur-Libraire , rue Christine, n°. 2;

Et chez l'Auteur, quai des Fleurs, ou de la Mégisserie, en face du Pont-Neuf, n°. 82.

Ouvrages publiés par P. A. PROST, D. M.
et qui se trouvent aux mêmes adresses.

Médecine éclairée par l'Observation et l'Ouverture des Corps. 2 vol. in-8°. Prix 10 fr.

Essai physiologique sur la Sensibilité. 1 vol. in-8°. Prix 3 fr. 50 c.

Dissertation sur les Sympathies.

COUP-D'ŒIL

PHYSIOLOGIQUE
SUR LA FOLIE.

LA marche que suit la nature dans le cours des maladies, ou dans l'exécution de nos fonctions est souvent si obscure, que nous sommes réduits à des conjectures dans les circonstances où il importe le plus aux humains de connaître la vérité sur leurs maux, et sur le jeu de leurs organes. Tel est le cas où nous sommes relativement à la Manie ; on se demande encore aujourd'hui quelle est la cause qui entretient cette maladie, où réside cette cause, de quelles variétés est - elle susceptible ? Ce n'est point qu'on n'ait fait aucune recherche sur les cadavres dans l'intention de connaître les causes organiques de la folie ; mais peut-être a-t-on suivi une mauvaise route dans ces recherches (1) ; peut-être l'ignorance où

____

(1) En publiant quelques réflexions sur la manie, je

I.

nous sommes demeurés provient - elle du voile dont la nature semble s'envelopper concernant cette maladie.

Les fonctions importantes dont est chargé le cerveau, ont attiré tous les regards sur

---

me propose deux choses : la première, c'est d'appeler 'attention sur plusieurs faits importans qui favorisent, qui donnent lieu, ou qui entretiennent cette maladie, et qui proviennent, soit de l'observation des malades, soit de l'ouverture de leurs corps; la deuxième, c'est d'établir le traitement de la folie sur des bases solides, en le fondant sur les lésions diverses auxquelles on peut rapporter cette maladie. Après avoir multiplié les faits qui sont propres à répandre du jour sur le premier point, j'ai cherché dans la pratique ceux qui peuvent éclairer sur le second. Les succès ayant répondu à mes tentatives, je me suis occupé des moyens de multiplier les résultats; aucun ne m'a paru plus favorable que l'établissement d'une maison où tout sera disposé pour augmenter encore les avantages d'un traitement raisonné. Riche, pour cet établissement, des observations et des exemples de M. Coulmiez, directeur du bel hospice de Charenton, dont l'amitié et l'estime me flattent infiniment; éclairé par les lumières qu'a répandues sur cette maladie le professeur Pinel, à une époque où on n'en avait que des idées extrêmement obscures; secondé par divers praticiens recommandables qui m'accordent de la bienveillance, je ferai en sorte de le rendre aussi utile à l'humanité qu'à la science par les procédés que je mettrai en usage, par les conseils dont je m'environnerai, et par des observations recueillies avec exactitude.

cette région, et les ont fixés avec une opiniâtreté qui paraît être une des causes de l'état où nous en sommes encore sur ce sujet. La forme, l'étendue du crâne, certaines dispositions de cette boîte osseuse qu'on n'a pas su définir, quelques affections de la substance cérébrale, une accumulation plus grande que d'habitude de sérosité dans les ventricules du cerveau, la dilatation des vésicules que forment les plexus choroïdes, quelques fungosités de la duremère, telles sont les causes auxquelles on a long-tems attribué la folie. Cependant le tems ayant démontré que ces causes existent souvent sans que la manie ait lieu, et manquent fréquemment sur les cadavres des maniaques, on a abandonné les préventions qu'on avait sur ces sujets, pour convenir qu'on ne sait rien de positif sur cette maladie

La forme et l'étendue du crâne, sur lesquelles on a insisté en pareil cas, n'eussent pas retenu si long-tems l'attention, si on eût raisonné un peu sur la validité de ces motifs, que personne aujourd'hui ne reconnaît. Comment penser en effet qu'une maladie qui vient à des époques plus ou moins avancées de la vie, qui disparaît, revient ou cesse pour toujours, puisse provenir d'une cause qui ne s'efface jamais ! plaçons toujours le flambeau de la raison devant nos yeux : guidés par sa lumière, nous serons assurés au moins de ne pas perdre du tems à des chimères que la commune raison repousse, et combat avec assez de force pour nous dispenser d'acquérir à grands frais ce qu'elle nous donne gratuitement.

Comme bien d'autres j'ai voulu me convaincre des changemens qu'offre le cerveau de ceux qui meurent dans la manie, et comme eux je n'ai rien trouvé sur ce viscère, qui pût me mettre à portée de concevoir, et de rendre compte des causes de cette maladie ; je n'ai pu découvrir aucune lésion dans le crâne à laquelle la physiologie puisse attribuer un si grand désordre de l'organe intellectuel. Lassé de perquisitions aussi insignifiantes les unes que les autres, relativement à la tête, je me persuadai qu'il fallait prolonger les recherches, les diriger sur d'autres régions, les faire avec des soins particuliers, les multiplier sur-tout dans la poitrine, dans le ventre, et comprendre avec une particulière attention les membranes, les glandes, les liqueurs muqueuses, les systêmes capillaires et même toutes les humeurs. Bientôt je rendrai compte du résultat de ces recherches, mais auparavant je vais examiner des faits qui sont plus à la portée de toutes les personnes qui se livrent à l'étude de la nature, et qui doivent tenir le premier rang dans la recherche des causes de la folie.

Les causes de cette maladie sont-elles vraiment aussi impénétrables que nous l'imaginons ? sont - elles donc un mystère ? avons-nous fait tout ce qu'il convient de tenter pour parvenir jusques à la source d'un mal aussi affligeant pour l'humanité ? la manie n'est-elle environnée d'aucune circonstance qui soit propre à nous éclairer sur son principe ? Ainsi, par exemple, ne pouvons-nous pas tirer avantage des époques de la vie, et de la saison où cette maladie est plus fréquente, des climats, des personnes, des états pour qui elle est plus à redouter, et des troubles premiers qui la précédent ? Entrons ici dans une sorte d'analyse des dispositions organiques où cette maladie est plus facile, des moyens par lesquels on parvient à la guérir, pour passer ensuite aux choses particulières que des recherches générales réitérées sur des cadavres, ont fait découvrir dans une circonstance où, il faut en convenir, on n'avait presque jamais examiné avec une grande attention que la tête.

Les affections maniaques sont rares avant la puberté, elles sont fréquentes pendant l'âge des passions, elles affectent particulièrement les personnes d'un tempérament bilieux et nerveux, et celles dont la constitution est vigoureuse et le caractère ardent. Les gens qui font abus de liqueurs spiritueuses, des plaisirs de la table et de l'amour, y sont plus sujets. On trouve plus de fous dans le Midi qu'au Nord, et parmi les gens qui se livrent aux fatigues de l'esprit, que parmi ceux qui sont plus occupés des travaux mécaniques. Si on fait attention à ce qui se passe dans la machine pendant les diverses circonstances qui disposent plus ou moins à la manie, on est bientôt frappé d'une chose, c'est de l'ardeur des viscères profonds, et sur-tout de ceux qui sont placés dans la capacité du ventre, et particulièrement dans la région épigastrique, tels que le foie, l'estomac et les intestins.

C'est depuis la puberté, époque ou l'organe biliaire, ainsi que tout le système muqueux, acquiert une nouvelle énergie; c'est dans les circonstances où les fonctions de cet organe sont troublées de manière à ce que la bile semble plus abondante et irriter davantage; c'est dans les lieux chauds (1) où le foie

---

(1) Ce n'est point à cette cause qu'est due la fréquence de cette maladie en Angleterre, mais à l'abus des liqueurs fortes.

jouit d'une influence remarquable ; c'est dans l'été, dans le cours des passions sérieuses et tristes, lesquelles agissent particulièrement sur la secrétion de la bile, dans tous les cas enfin où l'irritabilité des viscères muqueux de l'abdomen et de la digestion sur-tout devient considérable, que les affections maniaques sont très-faciles. Les tempéramens bilieux y sont particulièrement sujets, et tout ce qui rapproche des dispositions de ce tempérament y dispose. Que conclure de là, quels rapports y a-t-il donc entre les viscères du ventre, entre les glandes et les membranes muqueuses de cette région et le cerveau ? Ces premiers organes ont-ils une grande influence sur le dernier ? Jouent-ils quelque rôle important dans la manie ? Les liqueurs que secrétent le foie, les testicules et les autres glandes de l'abdomen, dont nous ne connaissons pas bien les fonctions, exercent-ils un grand pouvoir sur le cerveau et sur les sens ? Ces organes peuvent-ils décider de l'activité, de la nature, de la régularité ou de l'irrégularité des opérations de l'esprit et des passions ? Ces liqueurs sont-elles dans le cas de répandre, en raison de leurs troubles, des principes incendiaires dans le sang ? Les membranes sur lesquelles elles coulent peuvent-elles troubler le cerveau et les sens ?

Telles sont les questions qui se présentent naturellement les premières dans la recherche des causes de cette maladie. Pour commencer à éclairer cette matière, il faut rappeler ici ce que nous savons des organes muqueux, du pouvoir qu'ont sur leur secrétion et sur l'écoulement des liqueurs qui en proviennent, les sensations, les passions, l'imagination et toutes les opérations de l'esprit : il faut rappeler les changemens qui nous sont connus, et dont sont susceptibles les liqueurs muqueuses en raison de ces premières causes; il faut tenir compte des dispositions diverses que ces humeurs acquièrent, de leur influence différente suivant leur nature sur la susceptibilité des organes dans lesquels elles sont versées, des changemens qui en sont la suite, à notre savoir, concernant les attributs de la vie intellectuelle et volontaire, et ne point se dissimuler que nous avons beaucoup de choses à apprendre sur ce sujet.

S'il est constant que les sensations et les passions se font sentir sur les secrétions muqueuses, ainsi que le démontrent les opérations du goût pour les glandes salivaires et la membrane de la bouche, celles de la vue et même la colère pour les glandes lacrymales, celles de l'odorat pour les narines,

celles du tact et du cerveau pour les testicules et les membranes des organes génitaux ;
s'il est constant que les liqueurs glanduleuses et muqueuses agissent sur le cerveau
et changent les propriétés de cet organe suivant leur nature , il est incontestable qu'on
n'a parcouru qu'une partie des causes qui
peuvent troubler l'esprit, tant qu'on n'a pas
examiné les changemens dont sont susceptibles ces liqueurs et ces glandes pendant les
affections maniaques. Or , ceux qui se sont
livrés à l'étude des causes de ces affections ,
n'ayant presque tenu aucun compte des variétés qui peuvent avoir lieu dans les fluides
muqueux et dans l'action des viscères dont ils
proviennent et dans lesquels ils sont versés ,
comment s'étonner de ce que nous ne savons
rien, pour ainsi dire , de ces causes ? Et comment pouvoir, de bonne foi, accuser la nature d'obscurité , et ne se faire aucun re-
proche en matière de recherche ?

Pourquoi le foie ne serait-il pas, ainsi que
les autres glandes muqueuses, sous le pouvoir des sensations ? pourquoi la bile ne joue-
rait-elle pas un grand rôle sur les organes
intellectuels et volontaires ? Notre ignorance
à ce sujet vient-elle de ce que dans les recherches on n'a rien découvert de particulier
à cet égard, ou bien, vu l'enfoncement où

se trouve le foie , de la difficulté d'observer pendant le vivant ce qui se passe dans les viscères où coule la bile , et de notre négli. gence à visiter ces parties sur le cadavre ? La vérité veut de la franchise....

Nous savons que souvent il arrive que les troubles maniaques sont précédés d'affections bilieuses ; mais nous ne 'savons pas si lors même que ces affections n'ont pas lieu, la bile ne joue pas encore fréquemment un grand rôle sur cette maladie. C'est donc à l'ouverture des corps. et à l'observation de tout ce qui a rapport aux attributs du foie et de la bile à nous éclairer sur ce sujet.

Si nous consultons la pratique de la méde-cine, nous voyons que les purgatifs , les anti-vermineux et les émétiques ont souvent été employés avec le plus grand succès dans la folie. Pouvons-nous en conclure que les vis-cères de la digestion recèlent , en quelques cas au moins, les causes de cette maladie ! Mais ne concluons pas encore , tenons seu-lement compte de ces observations pour les faire concourir, avec toutes celles que nous pourrons recueillir sur ce sujet, au but que nous nous proposons.

Les signes qui annoncent un désordre dans les fonctions de l'organe biliaire, ne sont. point les seuls qui nous portent à penser que les viscères du ventre jouent un grand rôle dans la manie ; l'immodération ou le trouble de l'appétit, la constipation, le resserrement de l'abdomen, sur-tout pendant les crises violentes des maniaques, le trouble même de l'esprit quand la digestion est difficile, les symptômes violens et convulsifs qu'éprouvent les enfans dans les maladies vermineuses, le trouble de tous les organes volontaires, dans ce cas ne sont-ils pas autant de faits qui nous découvrent le pouvoir, je ne dis pas seulement du foie et de la bile, mais encore de l'estomac et des intestins sur les organes de la vie intellectuelle, et qui nousp ortent à penser que les viscères du ventre peuvent prendre une part active aux affections maniaques ?

Il suffit qu'on ne puisse pas mettre en doute que les viscères abdominaux agissent sur le cerveau et sur les sens, pour avoir fait déjà de grands pas du côté des moyens qui troublent l'esprit et la raison, lorsque la tête n'est point le siége des lésions qui déterminent ces troubles ; circonstance qui paraît très-commune. Dans l'ivresse, il y a bien délire ; cependant le délire ne dépend d'aucun vice particulier du crâne, ni d'aucune maladie du cerveau : d'où peut-il donc venir? est-ce de l'excitation de l'estomac et des in-

testins? est-ce des principes alcoholiques ré-
pandus dans le sang? ou bien est-ce de ces
deux moyens en même tems? Cette dernière
supposition est la plus vraisemblable. La
bile agirait-elle quelquefois de ces deux manières? Voilà un sujet de recherche et d'observation.

Qu'y a-t-il de plus naturel que de fixer, dans
l'état de trouble des opérations de l'esprit, ses
regards sur les organes et sur toutes les causes
qui exercent quelqu'influence sur les fonctions
du cerveau? Que penserait-on de celui qui ne
s'attacherait qu'aux moyens qui troublent directement l'estomac dans l'examen des causes
des désordres de ce viscère? N'avons-nous
pas assez de faits qui nous démontrent l'action sympathique des organes les uns sur
les autres, pour tenir compte de cette action
et remonter dans la recherche des causes de
la folie à des sujets éloignés du cerveau?
Puisque les liqueurs glanduleuses, puisque
les organes dans lesquels elles sont versées,
ou les membranes sur lesquelles elles fluent,
exercent un pouvoir non équivoque sur les
facultés du cerveau et sur les sens, fixons
donc notre attention sur ces divers objets
dans l'étude des causes des affections maniaques. De quels changemens ne sont pas
susceptibles les sensations et toutes les pas-

sions sur lesquelles agissent les liqueurs muqueuses, d'après ce que nous pouvons découvrir du pouvoir de ces liqueurs, et ce que nous ne savons qu'imparfaitement à leur égard ?

Ne voyons-nous pas le sperme, dont l'action est presque nulle avant la puberté, acquérir après cet âge un pouvoir quelquefois si grand, qu'il détermine les passions les plus orageuses ? N'a-t-on pas vu les larmes et la salive devenir corrosives dans la colère ? Le chagrin ne change-t-il pas les mucosités que contiennent l'estomac et les intestins au point de les rendre noires ? La frayeur ne provoque-t-elle pas les secrétions et les évacuations intestinales ? Faut-il donc s'étonner si les causes qui précédent la folie, portent dans la région de l'estomac un désordre tel que la susceptibilité des viscères de cette région, et sur-tout les fonctions du foie, en soient troublées, et si la bile peut acquérir des propriétés funestes aux intestins et aux organes volontaires ?

En considérant même tout ce que nous venons de dire comme des conjectures, de quel poids au moins ne sont pas revêtues ces conjectures par tout ce qu'on remarque relativement aux glandes, aux membranes muqueuses, et sur-tout au foie et à la bile pendant tout le cours de la vie, suivant les climats et le tempérament? Les viscères muqueux sont des sources d'où découlent des liqueurs qui répandent les principes qui mettent nos organes en mouvement, et les fonctions cérébrales paraissent essentiellement subordonnées aux variétés de ces liqueurs.

Ce n'est pas seulement dans la folie et dans quelques autres maladies qu'il est indispensable de fixer l'attention sur ces organes, c'est encore pendant tout le cours de la vie; ces parties de notre corps sont aussi intéressantes pour la physiologie que pour la médecine, et peut-être que l'ignorance de cette dernière sur les maladies dans lesquelles l'appareil muqueux joue un très-grand rôle, n'est qu'une suite des retards où se trouve la physiologie sur le pouvoir des organes que concourt à former cet appareil. Mais comme ces deux sciences ne sont que des branches d'un même tronc, elles ne peuvent faire des progrès qu'en même tems; elles s'éclairent mutuellement et doivent également les faits qui les constituent à l'observation, et à l'ouverture des corps.

Après avoir présenté les raisons qui nous portent à fixer nos regards sur les organes du ventre dans la recherche des causes de la manie et pendant tout le cours de la vie, fixons actuellement notre attention sur ce que nous a démontré l'examen de ces organes sur les cadavres dans des recherches que nous avons exécutées par nous-mêmes, soit dans les divers hospices de Paris, soit ailleurs, et joignons ce moyen aux précédens pour tâcher de distinguer les causes qui entretiennent la folie. Pendant tout le tems que j'ai fait des recherches sur ce sujet, je me suis attaché dans chaque ouverture de cadavre à l'examen général de l'estomac et des intestins, en suivant avec attention la membrane muqueuse de ces viscères depuis un bout jusqu'à l'autre. Les faits les plus constans que j'aie remarqués dans la manie, c'est la surabondance des matières muqueuses, bilieuses, de couleur brune, ou d'un vert noirâtre; la multiplicité des vers, la dénudation, la rougeur et l'excoriation des points du conduit intestinal, où séjournent davantage les uns et les autres, comme le duodenum, l'iléon, la fin de cet intestin sur-tout, le cœcum et le colon-transverse : le resserrement de l'estomac et celui du colon descendant ont également fixé mon attention. La dilatation de la vésicule biliaire, la quantité, la couleur foncée et la viscosité de la bile, la fréquence des calculs biliaires, le gonflement des glandes du mésentère, mais sans dureté, celui du foie, la plénitude des vaisseaux de ce corps glanduleux, et par conséquent sa couleur plus brune, la pléthore du système de la veine-porte et la dilatation d'une grande quantité de vaisseaux capillaires par le sang, tels sont les faits qui constamment m'ont frappé d'une manière plus ou moins sensible sur les cadavres des maniaques.

C'est en rapprochant ces diverses observations que j'ai cherché à définir la folie, et que j'ai pensé que cette maladie consiste essentiellement dans un désordre des viscères muqueux du ventre, et particulièrement dans celui des appareils muqueux des organes de la digestion. En effet, si on compare tout ce que nous pouvons découvrir du rôle que jouent le foie et les organes muqueux en général sur le mécanisme de nos fonctions pendant la santé, si on fait attention au pouvoir des passions et des sensations vives sur la région de l'estomac, au désordre qui accompagne ces premières causes relativement à l'organe biliaire, aux circonstances qui précèdent et qui accompagnent souvent la manie touchant le ventre, au rôle que joue l'estomac sur les organes intellectuels et volontaires, aux troubles que causent les liqueurs spiritueuses, à ceux que produisent les vers, aux succès des purgatifs, des émé-

tiques et des anti-vermineux dans le traitement des fous ; si on tient compte des
spasmes de l'abdomen dans les crises violentes
qui font quelquefois succomber ces malades,
et qu'on compare à ces premiers faits ceux
que nous indiquons relativement aux appareils muqueux, non-seulement on juge du
besoin de diriger les recherches sur ces nouveaux sujets, mais encore on sent la néces-
sité de réformer certains langages dénués de
fondement concernant la manie, et de suivre
une marche plus exacte et mieux fondée dans
son traitement.

Tout ce que nous venons de dire concernant les causes et le siége principal de la
folie, n'est sans doute qu'une simple con-
séquence des lumières que nous fournit la
physiologie, ou de celle que cette science re-
tire de l'observation de l'homme vivant et des
cadavres. Le rôle que jouent le foie, la bile,
les intestins, l'estomac, et tout l'appareil muqueux des viscères de la génération dans la
folie, ne paraît être qu'une suite du pouvoir
que la nature a attribué à ces organes sur
ceux de la vie intellectuelle et volontaire ;
et nous pouvons dire que c'est la nature
elle-même qui trace la route que nous devons
suivre dans la recherche des causes de l'alié-
nation mentale ; c'est en suivant cette route,
qu'on recueille des observations qui sont aussi

propres à faire faire des progrès à la physiologie qu'à perfectionner les théories des
maladies et la pratique de la médecine ; car il
ne s'agit en ce cas que d'étudier et de recon-
naître le pouvoir des organes les uns sur les
autres. Ce pouvoir augmente seulement dans
la manie ; seulement il s'exerce avec plus ou
moins d'immodération pendant son cours, où
la bile acquiert des propriétés qui semblent
enivrantes pour le cerveau et corrosives pour
les intestins.

Il est donc vraisemblable que le cerveau est
troublé par diverses causes en même tems
chez les insensés, et que les plus actives de ces
causes paroissent consister dans la dépravation
des fluides que la bile communique au sang,
et dans l'action immodérée de la tunique
nerveuse des intestins (1) sur le centre de la

---

(1) Lorsque j'eus publié mes premières observations,
concernant le rôle que paroissent jouer les viscères
du ventre sur les organes cérébraux, je fus dans le cas
de recueillir divers faits qui correspondaient parfai-
tement à ce que j'avais observé, et dont me firent
part des médecins, certes bien dignes de foi. M. Gas-
taldy, médecin en chef de l'hospice de Charenton,
m'en communiqua plusieurs, dont l'un concernait un
maniaque qui avoit été guéri après l'administration des
anti-vermineux donnés à plusieurs reprises ; un autre
maniaque, qui sortait de l'hôpital de la Charité, où
on lui avait administré des bains froids sans succès,
guérit à l'hospice de Charenton par l'usage des boissons

vie intellectuelle. Qu'on se persuade en effet combien doit être vive la susceptibilité de cette tunique lorsque la bile ou les vers, qui ont déjà pu l'excorier, en déterminer la phlogose, agissent sur les parties enflammés (1) : la seule dénudation de cette tuni-

---

acidulées et émétisées. Le professeur Leclerc, secrétaire de la Société de l'Ecole de Médecine de Paris, me dit qu'ayant été appelé avec plusieurs autres médecins, pour une jeune personne qui éprouvait alternativement des accès de manie, d'épilepsie et de convulsions, et qui mourut au bout de quelques jours dans une crise fort violente, on ne trouva, à l'ouverture de son corps, d'autre lésion qu'une rougeur avec de légères excoriations sur la tunique muqueuse d'un intestin grêle dans lequel étoient plusieurs vers lombricaux. J'ai su depuis lors que des praticiens ont employé avec succès les vermifuges et les évacuans dans des affections maniaques. Le docteur Billerei, médecin à Grenoble, qui a plusieurs fois été couronné à l'école de Paris, a guéri une demoiselle affectée d'une folie violente par le seul usage de l'émétique (tartrite antimonié de potasse) dans du lait ; unique boisson que voulût accepter la malade. Mon frère aîné, qui depuis trente ans exerce la médecine à Bourbon-l'Archambaud, m'a appris depuis la même époque qu'il lui est arrivé bien des fois d'administrer dans des affections nerveuses, maniaques et convulsives, les antivermineux avec un succès qui l'a toujours étonné. Si je ne craignois de passer les bornes que je me suis proposées pour cet ouvrage, je pourrais citer beaucoup d'autres observations du genre de celles-ci.

(1) L'objection que m'ont faite quelques personnes, que ce n'étoit point la lésion des intestins qui pouvoit

que et son érisipele ne doivent-ils pas suf-
fire déjà pour donner lieu à une grande sensibilité des intestins, et à une influence immodérée de ces viscères sur le cerveau? Ce
qu'il y a de bien remarquable en pareil
cas, c'est que les malades ne se plaignent
d'aucune souffrance dans le ventre. Quelquefois seulement leurs mains se portent
sur cette région dans les spasmes violens
dont sont affectés les maniaques, et d'autres
fois ces malades ne ressentent qu'une vive
chaleur du côté du ventre. Cette disposition
m'a fait dire que la tunique nerveuse des
intestins jouit d'un mode particulier de rela-
tion avec le cerveau, qui fait que ce dernier
est sous l'influence de ces viscères, sans que
le jugement puisse s'exercer sur leur action,
dans quelques circonstances au moins.

Les remarques que j'ai faites sur les ma-

---

causer la manie, puisque l'on incise ces viscères sans
déterminer des symptômes *ataxiques* ou maniaques, est
dénuée de fondement. Ne coupe-t-on pas les tendons
sans causer de douleur, et le tiraillement des fibres ten-
dineuses n'est-il pas suivi des souffrances les plus af-
freuses! En est-il de la susceptibilité d'une membrane
enflammée comme de celle de la membrane qui est saine!
Des causes qui ne produisent aucune douleur, appliquées
sur la peau non malade, ne font-elles pas souffrir horri-
blement quand on les applique sur cette membrane dénuée
de l'épiderme? Pourquoi la susceptibilité des intestins
n'augmenterait-elle pas dans la même circonstance?

niaques, concernant les intestins, la bile et les viscères muqueux du ventre, eussent été multipliées bien avant moi sans doute, si on se fût appliqué à des recherches exactes sur ces viscères, et si on les eût examinés constamment dans toute leur étendue, guidé par le flambeau de la physiologie; mais comme leur surface extérieure est presque toujours saine, lorsque l'interieure est malade, comme les lésions de celle-ci sont ordinairement partielles, souvent peu profondes et peu étendues, on les a complètement négligées, ou on n'en a tenu aucun compte. Ce qui a favorisé encore cette négligence, c'est que l'état inflammatoire s'efface en grande partie à l'époque de la mort, sur les membranes muqueuses, et qu'on a regardé comme insignifians les vestiges restans de cette maladie. Cependant Bichat a fait sur ce sujet des remarques qui eussent dû donner une direction différente aux recherches et à l'attention.

Dès que je fus à portée de consulter des personnes qui avaient fait des recherches dans les cadavres sur les causes de la folie, j'appris des unes et des autres, que jamais elles n'avaient examiné avec bien de soin les viscères du ventre, cependant presque toutes avaient remarqué en ce cas le volume de la vésicule du fiel, la couleur brune, noirâtre ou très-verte de la bile et l'engorgement des glandes du mésentère : ce qu'elles avaient négligé, devenait nul pour l'instruction, cependant ce qu'elles avaient vu se rapportant avec ce que j'ai toujours trouvé plus ou moins sensible, je crois pouvoir joindre aux faits qui me sont propres, ces déclarations, dont quelques-unes m'ont été faites par des gens qui regardaient comme une *folie* mon opinion sur les organes glanduleux et muqueux (1). L'un des anatomistes que j'ai consultés sur ce sujet, et avec lequel j'ai fait plusieurs ouvertures de cadavres à l'hospice de Charenton, et dont je ne saurais faire un éloge trop distingué sous tous les rapports, c'est M. Blainiez. Ce jeune médecin, qui est attaché à l'hospice que je viens de citer, depuis plusieurs années, m'a dit avoir constamment remarqué le volume, et la couleur brune de la vésicule du fiel sur les fous dont il avait fait l'ouverture avant que j'eusse l'avantage de le connaître et de jouir de son amitié : souvent même M. Blainiez avait trouvé des calculs dans cette vésicule en pareil cas.

En me résumant enfin sur les diverses observations qui ont rapport à la manie, sur les points de vue sous lesquels on en-

---

(1) Preuve au moins qu'ils n'avoient point vu avec les yeux de la prévention : je passe sur le reste.

visage cette maladie , sur ceux sous lesquels tous les faits nous portent à la considérer, je la définis un trouble des organes cérébraux déterminé par un trouble des organes muqueux du ventre et sur-tout de la bile et des intestins. Les moyens même par lesquels on parvient à la guérir, me semblent encore des flambeaux qui concourent à augmenter les lumières que nous cherchons à rassembler sur ce sujet. Les émétiques, les purgatifs et les anti - vermineux, qui ont pour objet d'éloigner les matières et les vers qui irritent les intestins, et qu'on emploie souvent avec grand succès (1), ne correspon-

---

(1) Il y a vingt ans environ que la femme Laloire, de Bourbon-l'Archambaud, dans les douleurs de l'enfantement, fut subitement affectée de délire ; la démence devint telle, qu'on ne put rien exécuter pour terminer l'accouchement, qui ne pouvait s'opérer sans le secours de l'art, vu la position où s'était engagé l'enfant. Pendant deux jours, la démence fut continuelle. A cette époque, survint un vomissement, dans lequel trois vers lombricaux furent rendus vivans ; dès-lors cette malade fut calmée, sa raison se rétablit ; l'accouchement fut terminé, et elle n'a donné aucun signe de manie depuis cette époque.

Dans le courant de l'an 10, une femme, à l'aspect de l'incendie de la forêt nationale de Messarge (département de l'Allier), qui joignait sa maison, devint subitement folle. Pendant dix-huit mois, la démence fut continuelle. A cette époque, M. Prost aîné, méde-

dent-ils pas à ce que démontre l'ouverture des corps? Les boissons adoucissantes, les bains tiedes, dont on fait si souvent un usage avantageux, en portant dans les fluides, des dispositions contraires à celles dont ils jouissent, ne tendent - ils pas à calmer l'ardeur générale et à changer les propriétés des liqueurs glanduleuses? Le traitement moral est-il autre chose qu'une bonne direction du pouvoir dont jouissent les sens et le cerveau sur les glandes muqueuses? N'arrive-t-il pas en ce cas ce qui a lieu dans une circonstance différente, c'est-à-dire, quand on éprouve des sensations désagréables? Les viscères de la région épigastrique, le foie, l'estomac et les intestins ne sont-ils pas toujours excités par les sens et le cerveau? Les bains froids paraissent agir de deux manières, d'abord en causant une vive sensation, puis en provoquant les fonctions de la peau par l'action qu'ils donnent aux vaisseaux de cet organe. Ce moyen, avantageux en quelques cas, est souvent funeste, employé sans précaution pour des sujets dont la constitution est

---

cin de Bourbon-l'Archambault, lui ayant administré la valériane, la fougère et le mercure doux, cette femme rendit un tænia (ver solitaire), de la longueur de neuf pieds ; la raison se rétablit, et n'a éprouvé depuis lors aucune altération.

très-pléthorique. En diminuant la capacité des vaisseaux, sans diminuer la quantité du sang, le froid appliqué sur la peau, tend à faire refluer cette liqueur dans les organes intérieurs, et ce reflux devient souvent cause d'affections apoplectiques et de la mort, ainsi que cela arrive en pareil cas dans les hospices où on fait beaucoup d'usage de ce moyen.

Ce que nous venons de dire sur la folie fait présager sans doute ce que nous pouvons dire de son traitement. Calmer l'ardeur des organes abdominaux par un régime adoucissant, insister avec beaucoup de précaution sur les émétiques, sur les purgatifs, sur les antivermineux, sur les bains tièdes en quelques cas, sur les bains froids en d'autres ; éviter tout ce qui peut irriter les sens et le cerveau, mais mettre à profit les sensations pour agir par leur moyen et sur le cerveau et sur les viscères de la région épigastrique ; diminuer la quantité du sang, attirer cette liqueur sur les extrémités et sur la peau par les épispastiques, les sétons et les divers moyens qu'on met en usage pour favoriser l'action de cet organe ; tenir les malades dans un air sec, mais tempéré ; tels sont les remèdes indiqués par la nature des lésions auxquelles nous attribuons cette maladie ; tels sont ceux qu'on administre avec plus de succès. C'est au médecin à les combiner, à insister sur les uns en quelques cas, sur d'autres en d'autres circonstances. Ce qu'il y a de plus difficile ici, c'est le traitement moral. Chaque fou doit être conduit d'une manière particulière en raison du genre de sa manie. En général il faut montrer aux insensés une fermeté qui leur impose sans les irriter; il faut savoir prendre envers chacun le ton qui convient à l'état de son esprit. Dans aucun traitement il ne faut plus de philosophie, plus de bonté, plus de patience, plus de charité, plus de courage, et un physique plus imposant, que lorsqu'il s'agit de gouverner des maniaques. L'insensé ne l'est point toujours assez pour ne pas avoir des intérêts à ménager, des choses à desirer, des choses à craindre. Ses sens et quelquefois son imagination s'exercent avec finesse ; s'il est difficile de les calmer, il est facile de les irriter. Souvent il arrive qu'en voulant contenir les insensés par des sortes de châtimens, on les irrite. Un moyen qui réussit en ce cas, et dont l'appareil n'a rien qui fatigue un regard farouche, c'est la commotion électrique donnée sur les extrémités, et fixée par des conducteurs sur ces parties. Les étincelles et même l'électricité en bain ont quelquefois été favorables dans cette maladie, en favorisant les fonctions de la peau,

qu'on avoit peine à exciter par d'autres remèdes, et qu'il faut dans tous les cas se-
conder comme un des moyens les plus in-
dispensables à la guérison de la folie.

Les altérations qui ont lieu dans les intestins semblent aller en augmentant à mesure
que la folie devient plus ancienne, mais elles
paroissent s'éloigner de l'état inflammatoire
à mesure que cette maladie est moins ar-
dente (1). La bile éprouve vraisemblablement
des changemens proportionnés à ceux-ci, et
l'irritabilité des organes du ventre et du
cerveau devenant moindre, les symptômes
cessent d'être aussi violens, et l'idiotisme suc-
cède à la fureur : c'est dans ce cas sur-tout
que les purgatifs paroissent convenir beau-

---

(1) En multipliant mes recherches sur les fous et sur
les épileptiques, j'ai remarqué que les uns et les autres
finissent ordinairement par l'imbécillité, et que chez tous
les lésions qu'on remarque dans les intestins prennent le
même aspect lorsque ces maladies ont duré un certain
tems. Rien n'est plus commun que de trouver chez ces
malades la membrane interne d'une partie du conduit
intestinal affectée d'altérations chroniques ; ce qui indique
que l'appareil muqueux des viscères de la digestion joue
un aussi grand rôle dans l'une de ces maladies que dans
l'autre. Le foie, la bile, les vers paroissent exercer une
grande influence sur les crises épileptiques, qui semblent
encore subordonnées à beaucoup de causes extérieures
dépendantes des révolutions de la terre ou de ses
relations.

coup, et que la saignée peut non-seulement être inutile, mais encore défavorable. Ainsi chaque genre de folie exige un traitement différent, et ces traitemens varient suivant le tempérament, suivant toutes les causes qui font varier les symptômes, et suivant l'époque de la maladie. Ils sont peu fructueux quand la manie est ancienne , soit parce que les altérations des viscères abdominaux ne sont plus aisées à combattre, soit parceque le désordre des propriétés du cerveau a pu dé- terminer dans cet organe des lésions plus ou moins graves qu'aucun remède ne peut dissi- per. Cependant l'expérience m'a appris qu'on peut, au bout de plusieurs années et après plusieurs traitemens faits suivant la méthode des médecins qui croyent que la tête est le siége principal des causes de la maladie, parve- nir à une guérison plus ou moins radicale (1). Je ne dis pas que cette guérison aura toujours lieu , mais je pense qu'on l'éprouvera sou- vent quand le traitement sera dirigé par le

____

(1) Je traite encore une jeune personne qui depuis cinq ans était affectée d'une folie violente et de mou- vemens convulsifs considérables , et qui n'éprouve plus aucun de ces symptômes ; plusieurs traitemens consécu- tifs avaient été infructueux : la saignée de la jugulaire avait multiplié inutilement des cicatrices, dont je crois que souvent on peut exempter les malades et qu'on doit tant qu'il est possible , éviter chez une femme.

flambeau de la physiologie et de la médecine;
pour y parvenir, il est indispensable souvent
de porter son attention et sur les désordres
organiques qui peuvent entretenir cette maladie, et sur les causes de ces désordres,
dont les plus communes et les plus difficiles
à distinguer ou à combattre sont une espèce
de petits vers, (les ascarides) qui se loge prin-
cipalement dans les premiers des gros intestins, et les influences du temps. Ces
causes diverses, quoique fort étrangères
en apparence, s'unissent cependant dans
leur action et tendent au même but. Il y
a des folies qui sont intermittentes, d'autres qui sont rémittentes, c'est-à-dire qui
diminuent pour augmenter de nouveau. Ces
retours ont souvent lieu à l'approche de l'été
et pendant les chaleurs; ils se répètent quand
les personnes susceptibles de manie font abus
de substances échauffantes, ou quand elles
éprouvent du chagrin.

Si on observe ce qui se passe à ces diverses
époques chez les malades, on trouve fréquemment, entre autres dispositions qui in-
diquent que les organes de la digestion sont
troublés, des déjections de matières bilieuses:
la langue devient blanchâtre, et souvent on
voit cet organe recouvert d'un enduit muqueux. Les vers peuvent quelquefois en ce
cas jouer un rôle, mais il est vraisemblable

que le trouble de la bile est la cause la plus grave : cependant comme il ne peut résulter aucun inconvénient de l'usage des antivermineux, il est toujours à propos de les combiner aux autres remèdes.

Soit donc que la folie provienne des dispositions de l'air et de la chaleur, soit qu'elle résulte de l'excitation directe des organes de la digestion par l'usage des boissons ou des alimens irritans, soit qu'elle dépende de l'action sympathique des organes génitaux et cérébraux, soit que des causes développées dans le ventre l'entretiennent, soit même encore que les causes de cette maladie se trouvent dans une affection particulière du cerveau, ce qui paroît fort rare, il est toujours nécessaire de diriger son attention et les moyens curatoires du côté des affections abdominales, sans perdre de vue néanmoins que nos organes sont susceptibles d'habitude, et que les causes même qui entretiennent le désordre maniaque attaquées directement, il faut encore que tous les organes qui n'ont été que sympathiquement troublés reprennent le cours de leurs fonctions. Tel est le but du traitement moral, dont l'effet peut être comparé sous quelque rapports à celui de l'éducation.